LE CHOLÉRA-MORBUS

AU HAVRE

EN 1832

Par le Docteur LECADRE

Chevalier de la Légion-d'Honneur, Médecin des Épidémies et Vice-Président du Conseil d'Hygiène publique et de Salubrité de l'arrondissement du Havre, Membre de la Société Havraise d'Études Diverses et de l'Institut des Provinces, Vice-Président de la Société de Médecine du Havre, Correspondant de la Société de Biologie, des Académies Impériales de Rouen, Caen, Nantes, Reims, Metz, etc., etc.

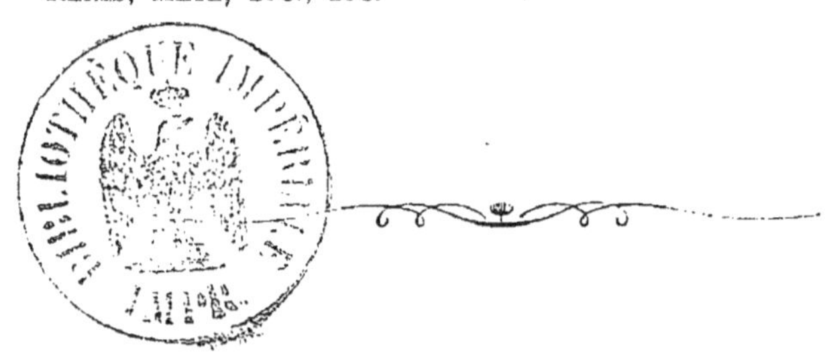

HAVRE

IMPRIMERIE LEPELLETIER, PLACE LOUIS-PHILIPPE, 12

1862

LE CHOLÉRA-MORBUS

AU HAVRE

EN 1832

L'ouvrage que je livre aujourd'hui à l'appréciation publique, a été composé sur des notes recueillies en 1832, à l'époque où sévissait pour la première fois en France et d'une manière si désastreuse le Choléra Indien. Aussi les idées que j'émets sur la nature et sur le traitement de cette maladie ont-elles la couleur des doctrines médicales qui surtout avaient cours en ce temps-là. Plus loin, je présenterai le tableau du choléra de 1848, 1849 et 1853, et il sera facile de juger, en supposant que la nature de la maladie n'ait subi aucune modification, combien l'âge, la maturité du jugement, l'influence involontaire qu'exercent les doctrines, je pourrais dire en vogue, font varier le mode d'appréciation.

L'histoire que je retrace du choléra de 1832 sera donc aussi l'histoire de la science telle qu'elle était à cette époque, tranchante, absolue, sans la moindre hésitation, sans le moindre doute, ennemie surtout de cette forme éclectique, qui a prévalu plus tard et qui quoique affaiblie, règne encore aujourd'hui.

Lors de l'épidémie cholérique de 1832, le Havre renfermé dans des fortifications ne contenait que 35,000 âmes de population. Il était bien distinct d'Ingouville qui avait son maire, son conseil municipal, sa garde nationale et toutes ses autorités à lui seul, et de Graville qui contenait tout au plus 2,000 habitants, et qui commençait seulement à naître. On était alors médecin du Havre et non médecin d'Ingouville. Aussi ce que je dis du choléra de 1832 n'a-t-il trait qu'à la ville seule du Havre renfermée dans ses murailles. Ce qui se passa à Ingouville, à Graville, où le choléra sévit également, n'est point représenté dans le chiffre statistique joint ici, et qui est, je le répète, seulement relatif au Havre.

I.

1832, époque funeste, marquée par une grande épidémie qui jeta l'alarme et le deuil dans l'Europe entière. La guerre, cet autre grand fléau, quoiqu'en aient dit et quoiqu'en disent encore de profonds penseurs, la guerre, dis-je, outre ses malheurs habituels, accéléra encore en Europe la marche désastreuse du choléra. Comme on sait, le choléra est endémique dans l'Inde ; presque tous les ans à une certaine époque il y devient épidémique et fait d'énormes ravages, principalement dans la population indigène. Me trouvant à Calcutta en Mars et Avril 1825, le choléra n'existait point encore à l'état épidémique, mais sur la fin de ce dernier mois, au moment de mon départ, un Européen de ma connaissance me fit appeler vers le soir pour voir un de ses serviteurs, malade depuis seulement trois heures. J'arrivai. Dans un des logements inférieurs de la maison, je trouvai un homme, naturel du pays, âgé d'environ trente ans, couché sur une natte de paille, les yeux enfoncés dans les orbites, la voix caverneuse, le corps glacé et cependant recouvert d'une sueur gluante, le pouls à peine perceptible, poussant des cris atroces que lui arrachaient les douleurs de crampes dans les extrémités, en proie à des vomissements, et ne pouvant retenir des déjections d'une odeur acide, *sui generis*. Chacune de ces déjections semblait apporter un trouble profond dans l'état du malade, et détruire le peu de force vitale qu'il conservait encore. Je restai stupéfait à l'aspect de cette maladie. Dans les quatre années d'observations dans les hopitaux que j'avais déjà passées, jamais je n'avais observé pareille maladie. Quelle immense différence entre l'affection que j'avais sous les yeux, et ces coliques de *miserere* que j'avais observées, durant lesquelles le malade se tordait sans avoir de crampes, se refroidissait sans se glacer, voyait son pouls diminuer sans le perdre, était prédisposé à la syncope , mais ne se décomposait pas ainsi tout vivant. Je me bornai à couvrir le corps de sinapismes, à appliquer des vésicatoires aux jambes, à administrer une potion cordiale. Le lendemain matin, j'appris qu'une heure après ma visite l'état du malheureux Bengali s'aggravant de plus en plus, ses camarades s'étaient empressés de le porter sur une claie et de le déposer sur les bords du fleuve, afin qu'il pût jouir de la félicité d'être entraîné par les flots, quand ils viendraient à s'élever. Heureusement que les eaux du fleuve ne charriaient cette fois qu'un froid cadavre. Que j'étais loin alors de prévoir que cinq ans plus tard, je ne serais entouré que de malades atteints de la même maladie et présentant les mêmes symptômes de désolation.

Vers la fin de 1829, le choléra qui sévissait fortement d'une manière épidémique dans l'Inde, franchit la frontière occidentale et s'étend dans la Perse, où ses ravages ne sont pas moindres. La guerre qui régnait à cette époque entre la Russie et la Perse , occasionnant dans cette dernière contrée de grands mouvements de troupes du sud au nord, avec les hommes voyagea le choléra et le voilà bientôt dans les provinces avoisinant la Russie d'Asie. Les atteintes du choléra n'atteignent pas moins les Russes que les coups de leurs ennemis, et le désastre qu'il occasionne dans les rangs de l'armée moscovite est immense. De proche en proche, il gagne la Russie européenne, où les ravages qu'il exerce sont peut-être encore plus grands. Il frappe Moscou, Pétersbourg, d'autres villes plus voisines de nous; et cependant il était encore assez éloigné de nos frontières, pour que tout espoir d'immunité ne nous abandonnât pas. Mais, nous étions en 1831, c'était l'époque de l'insurrection Polonaise, c'était le moment où les armes Polonaises s'étaient, pour recouvrer leur natio. nalité, mêlées aux armes moscovites. La partie était loin d'être égale, puisque les Russes apportaient avec eux un autre genre de dévastation, et ce genre de dévastation était le choléra. Varsovie compte les victimes de cette maladie par milliers, et comme une goutte d'huile, la voilà qui s'étend dans toutes les villes et provinces environnantes. Puis tout-à· coup, dans les derniers mois de 1831, sans qu'on sache trop comment le choléra y fut importé, tout-à-coup, dis-je, il éclate dans le nord de l'Angleterre, dans la ville de Sunderland d'où il ne tarde pas à envahir Newcastle, ville populeuse et pauvre. De ce moment l'alarme existait non seulement en Angleterre mais encore en France ; il n'y avait plus à en douter, le reste de l'Angleterre comme la France ne devaient point être préservés. Effectivement, bientôt Londres, ce grand centre de population ouvre ses portes au choléra qui y fait de grands ravages ; et de Londres, inopinément, il saute à Paris sans passer par les villes intermédiaires. Dans les derniers jours de Mars 1832, il était reconnu officiellement dans la capitale de la France.

A la première nouvelle de l'invasion du choléra en Angleterre, grand fut l'effroi dans tous les coins de la France. Les imaginations se montèrent au Havre comme ailleurs ; à la bourse, il n'était question que du choléra, chacun imaginait son moyen prophilactique, les affaires commerciales restaient comme suspendues. La municipalité du Havre, respectant l'opinion publique, quelque outrée qu'elle put être, ne voulut pas rester en arrière des mesures à prendre, et dès le 17 Novembre 1831, lorsque le choléra n'avait point encore paru en France, elle convoqua à l'Hôtel de Ville tous les médecins exerçant dans la cité, qui s'y trouvèrent au nombre de treize. M. Lemaistre, qui depuis et pendant longtemps occupa les fonctions de maire avec tant d'honneur et tant de distinction, n'était alors que premier adjoint. Ce fut lui qui présida la réunion ; trois questions furent posées par l'autorité. En cas d'avènement du choléra les secours à domicile ne seraient-ils pas préférables au transport des malades dans un endroit choisi? Les médecins du Havre ne devraient ils pas être divisés par quartiers, afin de pouvoir plus promptement porter des secours aux personnes atteintes par le fléau? Quel serait le lieu que l'on choisirait pour établir une succursale de l'hôpital s'il arrivait que ce dernier établissement devînt insuffisant? Après une assez longue discussion parfaitement conduite, comme il savait toujours le faire, par le Président, il fut décidé que les secours à domicile auraient lieu de préférence, que chaque médecin desservirait un quartier, et qu'une succursale de l'hôpital, si elle était jugée nécessaire, serait établie dans un lieu éloigné de la ville, bien aéré et présentant toutes les conditions voulues de salubrité.

L'autorité demandait à être avertie de la première apparition du choléra au Havre. Le premier cas s'étant plus tard présenté à l'hôpital, une commission fut choisie pour aller le constater conjointement avec le médecin en chef de cet établissement. Des bulletins imprimés portant le nom du malade, sa demeure, sa profession, son âge, le jour de l'invasion de la maladie, son intensité plus ou moins grande, son issue, devaient chaque semaine être adressés à l'autorité municipale. Lors de l'invasion, cette formalité fut religieusement remplie par les divers médecins de la localité ; l'hôpital resta suffisant pour contenir le nombre des cholériques : l'imagination avait été au delà de ce que fut la réalité. Le besoin ne se fit pas sentir de créer une succursale. Afin de favoriser le travail du médecin des épidémies, deux médecins de la ville lui furent adjoints. Comme on voit, la municipalité du Havre avait été au devant des précautions à prendre, aussi ne fut-elle pas surprise quand arriva la maladie.

Les épidémies suivent presque toujours le cours des fleuves ou des rivières. Dès le 15 Avril, les premiers cas furent signalés à Rouen, et le 23 Avril 1832 je fus appelé à cinq heures du matin pour voir, à bord du navire l'*Edouard*, l'enfant N..., âgé de douze ans, Alsacien, émigrant pour l'Amérique, transporté la veille à bord du navire, de la commune de Graville, où il résidait depuis huit jours, en attendant son départ pour l'Amérique. La diarrhée existait chez cet enfant depuis six jours, les vomissements avaient commencé la veille au soir. Je le trouvai les yeux excavés, le corps glacé, sans pouls, recouvert de taches marbrées ; des crampes atroces lui arrachaient des gémissements. Immédiatement il fut transporté à l'hôpital ; il mourut quelques heures après. Dès le 20 Avril avait été apporté à l'hôpital un homme, également de la classe des émigrants, qui mourut une heure après son entrée dans l'établissement, et chez lequel la commission désignée par le maire, dont j'ai parlé plus haut, et qui se rendit à l'hôpital à la première réquisition, avait soupçonné le choléra. Le 24, à huit heures du matin, je suis requis pour voir, à l'extrémité du boulevard d'Ingouville, la veuve A..., femme de journée, âgée de 42 ans, adonnée à l'ivrognerie. Elle avait été prise, la veille au soir, de déjections alvines fort abondantes, et de vomissements qui avaient duré toute la nuit, sans qu'elle, ni sa famille ne sollicitassent de secours. A quatre heures du matin elle avait commencé à se refroidir. A ma visite, elle était glacée, sans pouls, cyanosée, principalement à la face et aux extrémités, la voix était cassée, les yeux étaient enfoncés dans l'orbite, le bord des paupières était d'un rouge terne, l'orifice du nez était contracté, recouvert d'une poudre blanchâtre adhérente ; les déjections et les vomissements de matières eau de riz, continuaient ; ils étaient accompagnés de crampes violentes, l'émission des urines était nulle ; la malade, dans une agitation extrême, se plaignait surtout d'une vive chaleur à l'épigastre. Elle entre immédiatement à l'hôpital et y meurt quelques heures après.

Autopsie faite le 25, à deux heures de l'après-midi. Aspect cyanosé du corps, yeux ternes, sclérotique flétrie, violente contraction des muscles qui reviennent sur eux-mêmes, aussitôt qu'on cesse la traction. — *Thorax :* Les poumons sont sains, engorgés de sang à la partie postérieure ; le cœur est également sain ; les cavités droites sont remplies d'un sang noir, visqueux. — *Abdomen* : la muqueuse de l'estomac est injectée vers le grand cul-de-sac et aux environs du pylore. Celle du duodenum et des intestins grêles est recouverte d'un mucus jaunâtre, gluant et très abondant. Sous cette couche assez épaisse, la muqueuse est injectée en plusieurs endroits et comme ramollie en certains autres. Celle des gros intestins présente moins de traces d'injection, et aucun signe de ramollissement. Aux environs de la valvule iléo-cœcale, les plaques de Peyer sont tuméfiées et entourées d'un cercle rouge ; la vessie est aplatie contre le pubis, vide d'urines, et n'offre aucune trace de phlogose à l'intérieur. — *Tête* : les vaisseaux de la pie-mère sont engorgés d'un sang noir ; le cerveau est sain, mais facile à déchirer.

Le lendemain 25, dans la maison la plus voisine de celle qu'habitait la femme A..., est atteinte la femme Del...,âgée de 61 ans. Je cite son observation afin de chercher à démontrer combien, à la première apparition du choléra en 1832, les évacuations sanguines avaient d'influence, sinon pour atténuer la gravité de la maladie dans tous les cas, du moins pour modifier les symptômes d'une manière quelconque et prolonger la durée de l'affection. La femme Del... fut atteinte de déjections et de vomissements dans la matinée du 25 ; dans l'après-midi, les extrémités commencèrent à se refroidir, la peau devint violacée, les crampes survinrent. Quand j'arrivai à cinq heures du soir, le pouls était faible, les yeux enfoncés dans l'orbite ; en se fermant, ils laissaient voir la sclérotique, la voix était cassée, la respiration anxieuse, l'émission des urines était nulle, l'épigastre était enfoncée et insensible à la pression (8 sangsues à l'anus, 8 sangsues à l'épigastre, cataplasme émollient sur le ventre, bouteilles remplies d'eau chaude aux pieds, et, le long des extrémités inférieures, eau de riz acidulée avec le sirop de limon.) Le pouls se ranime un peu vers le soir. Le 26, le pouls s'est déprimé de nouveau ; mêmes symptômes auxquels, seulement, vient se joindre une vive douleur dans toute la longueur du rachis. Un fer chaud, promené dans cette région, augmente la douleur. Une saignée est pratiquée, elle procure six onces environ d'un sang carbonisé, coulant difficilement, seulement goutte à goutte ; des sinapismes sont appliqués à la partie interne des jambes. C'était alors le matin ; les symptômes ne perdent rien de leur violence, le pouls reste déprimé, à peine sensible. Dans l'après-midi, 12 nouvelles sangsues sont appliquées à l'épigastre. Pendant que le sang coule des piqures, le pouls se relève, un semblant de chaleur parait naître à la peau ; une sorte de réaction semble vouloir s'établir. Mais bientôt le sang s'arrête, le collapsus suit, l'agonie survient et la mort arrive à onze heures du soir ; la malade ayant conservé toute sa connaissance presque jusqu'à la fin.

En regard de cette observation où la réaction ne put s'établir, j'en place une autre recueillie quatre jours après dans laquelle le malade succomba en pleine réaction. C'était un jeune homme de vingt-huit ans, gardien du cimetière St.-Roch, et fossoyeur, sujet grêle et nerveux, affecté d'une diarrhée depuis huit jours. A ma visite, le 29 avril à quatre heures du matin, déjections de matières amidonnées, vomissements, pouls insensible, aspect violacé de la peau, crampes violentes aux poignets et aux extrémités inférieures , yeux caves, voix cassée, etc., (saignée de huit onces, le sang est épais, violet, semblable à de la gelée de groseille, cataplasmes de farine de lin, apposés sur le ventre et renouvelés de deux heures en deux heures, sinaspismes à la plante des pieds, eau de riz aiguisée avec le suc de citron, bouteilles remplies d'eau chaude autour des extrémités inférieures.) A huit heures du matin, face violacée, refroidissement plus marqué, (douze sangsues à l'épigastre) ; à onze heures, réaction sensible, retour du pouls et de la chaleur, deux selles bilieuses dans l'après-midi. Le 30 avril, les déjections de matières séreuses sont revenues dans la nuit, le pouls est petit, la chaleur satisfaisante, la langue humide et nullement rouge, l'épigastre non douloureux, (lavement composé d'une solution d'amidon et de vingt gouttes de laudanum) ; réaction complète vers le soir, léger délire dans la nuit qui suit. Le 1er mai, les yeux sont fixes, ardents, le délire continue, craquement de dents, le pouls est petit, serré, la peau chaude, deux ou trois déjections de matières plus colorées ont lieu, (huit sangsues aux apophyses mastoïdes). Au moment où le sang coule, le malade s'endort, mais bientôt une agitation extrême revient avec le réveil, le délire est violent ; on est obligé de contenir le malade, les extrémités se refroidissent, le pouls se déprime, (sinapismes à la partie interne des cuisses, vésicatoires aux jambes). Le 2, même délire, même agitation, les yeux sont entourés d'un cercle rouge, le bord libre des paupières secrète du mucus en abondance, le regard est fixe, les pupilles sont dilatées, le pouls a pris de la consistance, la chaleur est revenue, une saignée de six onces est pratiquée, le sang, chose bien remarquable ! est redevenu vif et rutilant, en se refroidissant, il se recouvre d'une couenne épaisse. Les sinapismes paraissent augmenter l'agitation, on en cesse l'usage, un peu de calme semble au soir, suivre l'emploi d'un lavement émollient, mais un état soporeux ne tarde pas à paraître dans la nuit. Le 3, même état soporeux, duquel le malade ne sort que pour divaguer, le pouls est résistant, vive chaleur à la peau, absence de selles, l'abdomen semble insensible au toucher, (dix sangsues nouvelles sont appliquées aux apophyses mastoïdes, les vésicatoires sont excités par la pommade épispastique ; on reprend l'usage des sinapismes). Le 4 au matin, même état ; la situation s'aggrave au soir, la respiration devient stertoreuse, la connaissance se perd en même temps que la sensibilité, les muscles des extrémités sont comme convulsés ; la mort survient le 5 à huit heures du matin. Combien l'ouverture d'un pareil sujet eut pu être intéressante, et combien je regrette qu'il ne m'ait été point permis de la faire.

L'épidémie cholérique avait donc envahi le Havre. De cette époque, chaque jour compta de nouvelles victimes. La maladie ménageait quelques quartiers et sévissait dans d'autres. Plusieurs rues en furent même exemptes ; les rues de la Corderie, Saint-Jacques et Dauphine, furent les plus maltraitées ; dans les environs du Havre, le Perrey, le quartier St-Roch, et l'extrémité de la route neuve, recemment livrée à la circulation, furent également les plus malheureux.

Rarement la maladie n'attaquait dans une rue qu'un seul individu, elle en frappait plusieurs ; puis, au bout d'un certain temps, elle passait subitement dans un autre quartier quelquefois fort éloigné. Ainsi, on la vit sauter subitement de l'extrémité du boulevard d'Ingouville à la rue de la Corderie, de cette dernière à la rue Dauphine, etc.

Jusqu'au mois de Juillet, l'épidémie ne cessa de suivre son cours. Tous les jours il y avait quelques nouveaux malades en ville ; l'hôpital, pareillement, recevait quotidiennement quelques nouveaux cholériques. Mais à cette époque, elle ralentit tout-à-coup sa marche, et au 24 Juillet le docteur Suriray, alors médecin en chef de l'hôpital, faute d'éntrants, cessa ses bulletins journaliers. Jusque-là, dans son service, il avait eu 166 malades, dont 100 étaient mort et 65 avaient guéri, un seul était en traitement.

De cette époque, avons-nous dit, l'épidémie s'affaiblit ; des jours, des semaines entières, se passèrent sans nouveaux cas de choléra. L'espoir revenait, beaucoup de personnes croyaient le fléau éteint, quand, tout-à-coup, il se ralluma avec violence dans les premiers jours de Septembre. (1) Le 9 et le 10 de ce mois, les inhumations se succédaient sans relâche ; on comptait plus de dix malades par jour. Heureusement, la récidive dura peu : au bout d'une semaine, le nombre des cholériques avait beaucoup diminué, et la population, justement alarmée, recouvra sa quiétude. Au 30 Septembre, la Sous-Préfecture cessa de recevoir les bulletins de la ville et dressa son tableau.

____

(1) Nous verrons le même fait se reproduire pour le choléra de 1849.

LE HAVRE.

Population.................. 35,000 *âmes*.

NOMBRE DE MALADES		DÉCÉDÉS		GUÉRIS	
Hommes	Femmes	Hommes	Femmes	Hommes	Femmes
202	189	93	89	109	100
TOTAL.... 391		TOTAL.... 182		TOTAL.... 209	

On ne peut dire cependant que l'épidémie, à cette époque, avait complètement disparu. Le 12 Octobre un malheureux, dans la rue Marie-Thérèse, succombait encore à cette maladie. Chez cet individu, les vomissements et les déjections ne cessèrent qu'au bout du troisième jour ; l'algidité et l'aspect violacé des tégumens persista jusqu'à la mort, qui arriva au sixième jour. Deux jours avant sa mort, des eschares gangréneux vinrent envahir les coudes, les genoux, les grands trochanters, et des parties mêmes où il n'existait aucune pression extérieure. En même temps que la formation de ces eschares, apparut le délire, la langue se noircit, les dents devinrent fuligineuses, la carpologie se montra, et se dessina une véritable fièvre typhoïde. Le choléra avait donc déjà subi une modification. Ce cas fut le dernier, le fléau avait déserté non-seulement le Havre, mais encore tout l'arrondissement.

Dans le tableau qui précède, où la distinction des âges n'a pas été établie, les émigrants sont en majorité ; puis viennent des habitants de la ville, dont plusieurs, par leur condition et par leur fortune, étaient loin de manquer des objets salubres nécessaires au maintien de la santé. A cette affreuse maladie ou à ses suites, le Havre dût la perte du consul de Don Miguel au Havre, de M. Prosper Legros, homme de lettres, du docteur Penquer et de M. Moulin, juge de paix, etc. Toutes ces personnes étaient d'une constitution délicate, par conséquent prédisposées à cette maladie. Car, comme je l'écrivais à cette époque, « c'est une vérité reconnue que la » principale prédisposition au choléra est un affaiblissement » quelconque, soit par des maladies antécédentes, soit par » des excès moraux ou physiques. Par la même raison, ces » personnes, une fois atteintes, ont bien plus fortement à lut- » ter contre le mal, tandis que des gens vigoureux sortent » triomphants de la maladie presque par les seuls efforts de » la nature. » Un nommé A...,habitant le quartier des Quatre-Chemins, homme de cinq pieds huit pouces, d'une constitution robuste, avait la diarrhée depuis quelques jours ; il fut atteint des premiers symptômes du choléra, étant à travailler sur le port, il voulut aussitôt retourner chez lui. Pris en chemin de nouvelles envies d'aller à la selle, il choisit un lieu isolé sur les fossés de la ville, mais il ne put se relever et resta dans cette horrible position plus de cinq heures, et n'y fut découvert que par hasard. Quand on le releva, il était froid, bleu, et tout-à-fait décomposé. Ramené chez lui, on se borna à lui donner à boire, toute la nuit, une infusion de til-leul tiède. Le lendemain matin, quand je fus appelé près de lui, la réaction était opérée, une application de sangsues contint cette réaction dans ses limites, et en cinq jours le malade était complétement guéri.

Les meilleurs moyens prophilactiques sont donc ceux qui font éviter un affaiblissement quelconque, qui conservent cet équilibre des organes, ce *temperamentum ad pondus*, néces-saire au maintien de la santé. C'est donc une grande erreur de croire, ajoutais-je, qu'en respirant ces odeurs acétiques, camphrées et chlorurées, (1) au risque de s'en trouver gêné,

---

(1) A l'invasion du choléra de 1832, le chlore et le camphre furent re-gardés comme une panacée certaine contre la maladie régnante. Pas un escalier, pas un salon, pas le moindre coin d'une chambre qui ne fut arrosé de chlorure d'oxyde de sodium ou dans lequel on ne trouvât déposée une assiette remplie de chlorure de chaux. Beaucoup de per-

qu'en cessant tout-à-coup son exercice et son régime habituels, pour éviter l'impression de l'air et pour ne plus manger de fruits et de légumes, on se préserve du choléra ; on s'y prédispose au contraire par ces changements brusques, par ces impressions débilitantes : *user de tout, n'abuser de rien*, c'est le meilleur moyen hygiénique, vrai surtout dans les temps désastreux des épidémies.

II.

L'hiver qui, en 1832, précéda l'invasion du choléra en France, fut sensiblement froid ; dès le mois de novembre 1831, avaient paru la gelée et la neige ; au mois de décembre, il y eut, vers la fin, six jours consécutifs de gelée et de vent de nord-est. En janvier 1832, le thermomètre se maintint au-dessous de 0 durant seize jours, et le vent de nord-est régna durant tous ces temps ; en février, durant quinze jours, le thermomètre fléchit au-dessous de 0, et le vent se maintint du sud-est au nord-est ; en mars même, la gelée se remontra durant quatre jours, et les mêmes vents restèrent fidèles à l'état froid de l'atmosphère. Comme on voit, l'hiver de 1831 à 1832 se montra donc très-sec, plus sec même que d'habitude ; l'humidité qui semble favoriser la marche ou l'invasion des épidémies, fut bien moins considérable que dans beaucoup

---

sonnes portaient suspendu au cou un petit sachet de camphre. Pour éviter le choléra, bien des individus entourés de ces émanations âcres se donnèrent des laryngites, des bronchites, des hémoptysies. Deux femmes, ayant entendu dire que le chlorure d'oxyde de sodium était un préservatif assuré contre le choléra, s'empressèrent d'aller en chercher à un dépôt voisin. Persuadées qu'un remède dont les émanations étaient aussi bienveillantes, devait avoir des propriétés bien plus grandes, s'il était avalé, elles résolurent d'en boire. La première n'y fit qu'y goûter, elle en fut empêchée par le goût âcre du breuvage ; la seconde, sans sourciller, en but un demi-verre ; heureusement le chlorure était fortement étendu d'eau (comme cela arrivait souvent), elle en fut quitte pour des vomissements et une superpurgation qui nécessita le secours de l'art.

d'autres années, et le choléra néanmoins n'en ralentit point ses progrès. Le printemps et l'été, saisons où sévit surtout le choléra, offrirent une chaleur ordinaire, les orages mêmes y furent heureusement assez rares. Je dis heureusement, puisque, au mois de Septembre, à la suite de chaleurs vives, suivies d'un orage violent, le choléra, qui avait semblé s'éteindre, se raviva tout-à-coup et fit bon nombre de victimes. L'électricité en excès, qui a une influence si sensible sur toutes nos dispositions physiques et morales, ne peut manquer d'exercer ses effets à l'égard des maladies, surtout lorsque ces maladies, par une cause générale qui nous échappe et qui doit avoir plus d'une relation avec l'état plus ou moins électrique de l'atmosphère, lorsque, dis je, ces maladies deviennent générales et s'étendent, pour ainsi dire, de proche en proche, par une sorte d'influx. « Les phénomènes de l'é-
» lectricité, disait Hallé, et le principe auquel on les attribue,
» existent sensiblement dans tout ce qui nous environne, et
» constituent une des influences puissantes sous lesquelles
» nous vivons et nous agissons. Notre corps lui même en est
» pénétré ; dans quelques-unes de ses parties les phénomènes
» électriques se développent d'une manière particulière, et
» il n'est pas impossible que l'action électrique ne soit en
» quelque mesure le régulateur de plusieurs opérations de la
» vie et de l'organisation. »

Quand une épidémie aussi grave que celle du choléra surgit au milieu d'un pays, toutes les imaginations s'évertuent à trouver la cause première de cette épidémie ; les uns la soupçonnent dans l'électricité en excès, les autres au défaut d'électricité ; ceux-ci à la qualité des eaux ; ceux-là à la présence d'animalcules inappréciables. A Dieu ne plaise que je ne veuille discuter ici aucune de ces grandes questions qui, depuis le commencement de l'âge scientifique, restent constamment à l'ordre du jour, sans pouvoir jamais être résolues. Mais il n'en est pas ainsi des influences secondaires, et dans une description d'une épidémie, on serait coupable d'omettre ce qui peut aggraver la maladie ou ce qui semble en diminuer les effets. Quand le choléra parut en 1832, c'était une opinion presque reçue que les émanations marécageuses ou fétides avaient une influence désastreuse sur la marche du choléra. Ce qui se passa au Havre à cette époque ne donna point gain de cause à cette opinion. En effet, les rues qui comptèrent le plus de cholériques ne furent point les rues Saint-Pierre, les rues Martonne et d'Édreville; ce fut la rue Dauphine, large et bien aérée, les rues Saint-Jacques et de la Corderie, à la vérité populeuses, mais bien plus larges et autrement propres que les premières.

Le bourg de l'Eure, situé dans une plaine marécageuse, où règnent endémiquement des fièvres intermittentes, compta trois ou quatre cholériques au plus, tandis que le Perrey, presque sur le bord de la mer, dont les rues sont mieux aérées et non assises sur un marais exhalant des miasmes, compta beaucoup de victimes. Toujours je me rappellerai avoir observé deux cholériques dans une cabane détruite depuis, battue par tous les vents de la mer et n'étant distante du bord que d'une vingtaine de pas. Tandis que j'observais ces faits, d'autres observateurs remarquaient que dans les ateliers de Monfaucon, qui dégagent tant d'odeurs insupportables on comptait peu de victimes du choléra. Nous avons, il y a quelques années, entendu un des membres les plus distingués de la Société d'Études diverses, nous dire que dans les usines à gaz auxquelles il était attaché depuis longtemps, qui exhalent des odeurs fétides, on était encore à compter un seul cholérique. Ce qui est surtout à craindre en temps de choléra, c'est le voisinage d'un cholérique dans des localités basses où l'air se renouvelle difficilement, où les miasmes s'enfouissent pour ainsi dire. Cette opinion, nous l'appuierons de faits bien plus nombreux, lorsque nous arriverons au choléra de 1848.

III.

Le choléra fut-il importé au Havre en 1832? Il est certain que les premières victimes dans notre ville furent ces émigrants qui, quelques jours auparavant, avaient traversé Paris où sévissait alors l'épidémie. Mais comment la femme A..., une des premières victimes de l'épidémie cholérique, qui n'avait eu aucune espèce de rapports avec ces émigrants, qui habitait une des extrémités de la ville, le boulevard d'Ingouville, contracta-t-elle le choléra? Comment cette maladie après avoir encore frappé une autre personne dans le même quartier, s'élança-t-elle tout-à-coup dans la rue de la Corderie? Voilà ce qui devient fort difficile a expliquer.

IV.

J'arrive ici au traitement généralement employé contre le choléra. Si je m'appesantis sur ce traitement, c'est qu'il prouve qu'à part les modifications que le progrès du temps, et que l'ascendant des noms et des systèmes exercent sur la nature du traitement, il devait exister entre le choléra de 1832 et celui de 1848, une certaine différence, pour que le traitement suivi offrit, à plusieurs égards, autant de diversité. Afin de ne rien changer à ce que j'écrivais en 1832, je transcris fidèlement les notes que j'e recueillais à cette époque. En faisant autrement, je craindrais d'altérer la véritable physionomie du choléra de 1832, dont je fais l'histoire en ce moment.

« Combien, écrivais-je en 1832, la nature est impuissante dans le cours de cette maladie. Que peut faire le médecin, quand il n'est point aidé par ce que les anciens appelaient *natura-medicatrix ;* que ses moyens sont réduits devant des désordres qui *cadavérisent* l'individu en quelques heures, suivant l'expression de Magendie. Il serait coupable, néanmoins, l'homme de l'art qui négligerait d'en faire usage, parcequ'ils sont souvent impuissants. Mais au milieu de tous ces médicaments si divers et dont quelques uns sont tant préconisés, quel choix devra faire le médecin qui raisonne. Contre le choléra, on a essayé presque tous les agens thérapeutiques, mais on n'a point découvert de spécifique, comme il en est un pour les fièvres intermittentes, comme il en est un pour les affections syphilitiques, c'est-à-dire un remède qui réussit dans la plupart des cas ; puisque ce spécifique n'a point été trouvé, c'est donc à la *méthode rationelle* qu'il faut surtout s'attacher.

» Lorsque le choléra ne faisait encore que nous menacer, le public médical se croyait, en France, presque sûr d'en neutraliser les effets. Ce fut le tour de beaucoup de médecins de présenter son remède; qui vantait l'ipéca, qui le diascordium, qui l'éther ; Magendie préconisait le grog, Dupuytren l'acétate de plomb. Le choléra parut, et cet échafaudage thérapeutique élevé d'avance ne tarda pas à crouler; bien des tentatives eurent lieu et l'on se trouva encore mieux de revenir au rationalisme.

» L'idée la plus adoptée alors était que le choléra était une violente inflammation gastro-intestinale qui irradiait sur tout le système nerveux. Dans cette opinion, la saignée paraissait indispensable au début. Mais était-il indifférent d'employer la saignée générale ou la saignée locale ? Je tentai l'une et l'autre, mais vers la fin de la durée de l'épidémie, j'avais renoncé à la saignée générale, parce qu'elle déterminait un trop prompt *collapsus*, sans avoir l'avantage de déranger le travail anormal qui se passe dans le système gastro-intestinal, et d'agir révulsivement contre les vomissements et la diarrhée. Les sangsues à l'anus et mieux encore sur le ventre, parce qu'elles évitent la peine de déplacer le malade, déplacement qui lui est souvent très pénible, sont applicables toutes les fois que le pouls est encore sensible ; je puis assurer qu'elles ont, sinon sauvé le malade, du moins prolongé ses jours toutes les fois que j'ai pu les appliquer. Aux sangsues, je joignais d'abord l'application des sinapismes avec toute moutarde aux extrémités inférieures. Mais bientôt je me suis aperçu que les grandes douleurs qu'ils occasionnaient étaient une cause d'agitation trop vive. « Enlevez-moi ces sinapismes, disait notre malheureux confrère Penquer, frappé par le choléra en 1832, *ils me surexcitent trop.* » Je les faisais mitiger alors avec moitié farine de lin, ils agissaient aussi sûrement, mais moins douloureusement, et la révulsion qui suivait était tout aussi avantageuse.

» Le malade buvait une eau de riz légère acidulée avec le suc de citron ; il la prenait froide, en petite quantité à la fois et souvent. Je ne m'aperçus point que l'usage de la glace eût de l'avantage sur les boissons froides. J'attribuai cette différence que j'observais entre les effets de la glace obtenus par des médecins recommandables et ceux que je voyais, à ce que la glace des glacières du Havre, recueillie à cette époque dans les fossés de la ville, conservait un goût légèrement saumâtre.

» Des applications émollientes étaient constamment entretenues sur le ventre du malade ; je les faisais maintenir très chaudes, en ordonnant d'arroser fréquemment les cataplasmes de farine de lin d'une décoction de racine de guimauve épaisse et tenue près du feu. Des bouteilles remplies d'eau chaude étaient tenues dans le lit, vers les extrémités inférieures.

» Au début de l'invasion, les quarts de lavement à la solution d'amidon et 15 ou vingt gouttes de laudanum étaient souvent suffisants pour conjurer la maladie. Dans toutes les phases de la maladie, ils étaient toujours avantageux en provoquant du calme chez les malades. C'était d'un bon pronostic quand les malades pouvaient les garder.

» Les bains tempérés, dans la période d'algidité, ne m'ont pas paru réussir. Ils provoquaient le *collapsus.* Les frictions étaient une grande gêne pour le malade, sans offrir les bons résultats qu'on tirait des cataplasmes sinapisés, qu'on promenait sur les extrémités inférieures, et même aux extrémités supérieures. Les timides tentatives que je fis avec l'ipéca, l'acétate d'ammoniaque, le musc, le camphre, et certains bois toniques, ne m'ayant point réussi, je crus devoir les cesser.

« Avais-je le bonheur d'arriver à la période de réaction ?
comme alors j'avais affaire à une phlegmasie franche, je
l'attaquais par les moyens anti-phlogistiques et par les révulsifs,
lorsque la fièvre cédait pour faire place à un état de pros-
tration. Si la convalescence se montrait, c'est surtout à bien
diriger la diététique que je m'appliquais. A la suite de la
perturbation profonde portée dans tout le système nerveux,
et dans les principaux organes, il devait nécessairement
rester une susceptibilité très grande ; le moindre écart de
régime, la moindre précipitation dans l'alimentation tendaient
à augmenter cette susceptibilité. Tous les efforts du médecin
étaient concentrés vers la possibilité d'éviter une phlegmasie
chronique, si commune à la suite du choléra ; trop heureux
quand il y parvenait. »

V.

Je continue à transcrire ce que j'écrivais à cette époque et
je ne puis omettre les considérations suivantes émises, après
la disparition de l'épidémie :

« Malgré la disparition presque complète du choléra de nos
contrées, plusieurs personnes s'obstinent à croire que cette
maladie va devenir endémique en France comme elle l'est
dans l'Inde, ou qu'elle nous reviendra avec les chaleurs,
d'une manière épidémique. Cette assertion ne me paraît pas
fondée. Si on juge par analogie, on verra que la France, en
d'autres siècles, a été dévastée par des maladies encore plus
meurtrières. En 1580, la peste fit périr, dans Paris seulement, 40,000 personnes. En 1720, Marseille fut décimée
par l'épidémie pestilentielle. En 1822, n'a-t-on pas gémi de
voir la fièvre jaune en Espagne ? Eh bien ! a-t-on observé
que ces maladies restassent endémiques dans les lieux où
elles avaient sévi ? Presque tous les ans, nous avons des
épidémies beaucoup moins redoutables, il est vrai, que le
choléra. Ce sont des affections catarrhales ou éruptives,
des varioles, des scarlatines ou des grippes ; a-t-on vu de

ces maladies revenir épidémiquement l'année suivante ? D'ailleurs, le choléra n'est point une maladie nouvelle parmi nous, on connaissait depuis longtemps le choléra sporadique en Europe, seulement il était moins grave que celui qui nous a atteints en 1832, par cela seul que ce dernier était épidémique, de la même manière que la variole souvent discrète, est presque toujours confluente, quand elle devient épidémique, de la même manière que le coriza épidémique devient grippe.

« Rassurons-nous donc. L'année 1832 sera marquée dans l'histoire par l'affreuse épidémie qui ravagea la France et qui tua tant de célébrités ; mais elle restera comme les années 1580 et 1720, non suivie d'années pareilles. »

J'étais loin de pressentir alors 1848. Il me semble que je serais aujourd'hui beaucoup moins explicite, et quoique depuis 1853 le choléra ait cessé de visiter la France, je serais presque tenté de croire qu'il pourra revenir encore. Ce qui, chez moi, entretient actuellement cette triste croyance, c'est la tendance diarrhéique bien plus forte aujourd'hui qu'elle ne l'était autrefois, et qui se produit presque tous les ans. De cette tendance à l'épidémie cholérique, il n'y a qu'un pas, et malheureusement la science, qui n'a point encore osé se prononcer, resterait hésitante et incertaine devant le retour d'une nouvelle invasion cholérique.